Docteur Louis AUBIBAN

De la Tolérance inégale

des Calculs Vésicaux

Étude Anatomo-Clinique

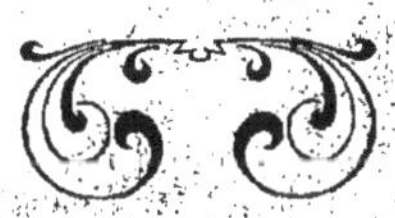

TOULOUSE

Ch. DIRION, LIBRAIRE-ÉDITEUR
22, rue de Metz et rue des Marchands, 33

1912

Docteur Louis AUBIBAN

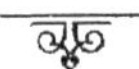

De la Tolérance inégale
des Calculs Vésicaux

Etude Anatomo-Clinique

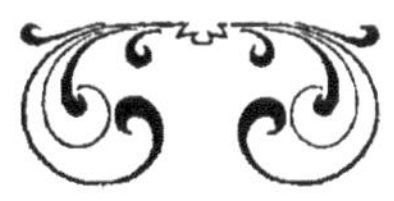

TOULOUSE

Ch. DIRION, LIBRAIRE-ÉDITEUR

22, rue de Metz et rue des Marchands, 33

—

1912.

AVANT-PROPOS

Arrivé au terme de nos études, nous sommes heureux d'avoir l'occasion d'exprimer toute notre reconnaissance à nos maîtres de la Faculté et des Hôpitaux.

Nous remercierons d'abord M. le professeur Jeannel, doyen de la Faculté, pour l'amabilité et la bienveillance qu'il nous témoigna durant notre stage à son service.

Messieurs les professeurs Audry, Mossé, Bezy, E. Cestan, Audebert, Frenkel, Soulié ont également droit à nos respectueux remerciements pour nous avoir prodigué leurs leçons et leurs conseils.

Nous garderons encore un aimable souvenir de Messieurs les professeurs agrégés Baylac, H. Caubet, Dambrin qui nous ont fait le grand honneur de siéger dans le jury de notre thèse et de Messieurs les professeurs agrégés Rispal, R. Cestan, Dalous dont les brillantes leçons nous seront des plus utiles dans notre carrière médicale.

M. le professeur Mériel nous a inspiré le sujet de cette thèse et nous a aidé de ses précieux conseils. Nous l'en remercions de grand cœur et nous le prions d'accepter avec la dédicace de ce travail, l'hommage de notre respectueuse reconnaissance.

Enfin, nous restons toujours obligés à Messieurs Baudet, Clermont, Laporte qui nous ont toujours traités en ami ; avec nos maîtres, ils furent les plus utiles collaborateurs à notre enseignement. Nous leur en exprimons notre reconnaissance.

INTRODUCTION

Si l'on parcourt rapidement quelques observations de calculs vésicaux, cette lecture peut paraître monotone de par la répétition des mêmes signes de la maladie, des mêmes caractères du malade, des mêmes gestes de l'opérateur.

Mais si, comme nous l'avons fait pour l'élaboration de ce travail, on parcourt attentivement des centaines d'observations, si par le système de l'analyse on isole de chaque observation le même point spécial et qu'on vienne ensuite à comparer ces résultats, on reste frappé de leurs divergences.

C'est ce que nous avons fait en recherchant les *variations et les modalités du symptôme douleur* chez les calculeux de la vessie. Les variations en sont étonnantes et les modalités infinies. Du paroxysme que ne calme pas la morphine à la latence complète, au bien-être ressenti par le malade s'étend une vraie gamme de douleurs.

Pourquoi donc cette tolérance inégale des calculs vésicaux ?

A première vue, cela peut surprendre et, en effet, l'observateur est très étonné de constater que les observations qui mentionnent les douleurs les plus vives chez les malades correspondent en réalité à la présence des pierres les plus petites, tandis que les cas de latence absolue, les cas de calculs dont la présence était méconnue des malades eux-mêmes, se rapportent à l'occupation de leur vessie par des calculs géants.

Les cas de latence plus ou moins complète de gros calculs vésicaux sont assez rares dans la littérature médicale, tandis que le symptôme douleur se retrouve dans l'immense majorité des observations de moyens ou de petits calculs. L'intolérance de la vessie pour les petites pierres et sa tolérance pour les grosses semblent, à première vue, paradoxales. En effet, il semble singulier qu'une grosse masse calculeuse puisse passer inaperçue alors que d'habitude le calcul vésical, même petit, se révèle par des symptômes précoces et typiques.

Civiale, dans son *Traité de la pierre*, cite quelques cas de calculs énormes trouvés au cours d'autopsies et qui ne s'étaient révélés pendant la vie par aucun symptôme typique, mais il ajoute que c'est là, malgré tout, une circonstance extraordinaire, une anomalie.

Nous voulons dans cette étude essayer de montrer que cette anomalie est explicable et que chez les calculeux la violence des symptômes est peu en rapport parfois avec les dimensions du calcul. Nous avons cherché à établir la vérité de ce paradoxe, à savoir que les symptômes sont souvent en raison inverse de la grosseur de la pierre et cette discordance symptomatique n'est pas la seule qu'on observe en pathologie urinaire.

Quatre observations que nous tenons de l'obligeance de notre maître, M. le professeur Mériel feront le point de départ de cette thèse inaugurale que nous devons à son inspiration. Autour de ces faits, nous avons groupé des observations éparses dans les auteurs et les publications périodiques .Avec ces matériaux, nous avons tenté cet essai sur la tolérance inégale des calculs vésicaux.

Nous avons donc analysé les faits en les étudiant au point de vue de la pathogénie des lésions vésicales chez les calculeux, des troubles atténués ou exacerbés que les malades porteurs de gros ou de petits calculs peuvent éprouver du côté des fonctions urinaires, des différents signes que l'exploration directe peut fournir au chirurgien pour lui permettre de porter un diagnostic exact, enfin, du traitement approprié aux différents cas.

Sans y comprendre les quatre observations inédites que nous plaçons en tête de ce travail, nous avons pu recueilllir dans la littérature trente-six observations que nous reproduisons dans les différents chapitres de cette thèse. Nous avons, en effet, jugé plus utile et plus rationnel d'utiliser ces précieux faits cliniques comme autant d'arguments de notre démonstration que de les grouper en faisceau de témoignages sans interprétation dans un chapitre terminal.

Notre travail sera divisé en quatre parties

CHAPITRE Ier. — Observations inédites.

CAPITRE II. — Pathogénie des accidents vésicaux chez les calculeux.

CHAPITRE III. — Etude clinique de ces accidents.

CHAPITRE IV. — Diagnostic des calculs de la vessie.

CONCLUSIONS. BIBLIOGRAPHIE.

CHAPITRE PREMIER

La modalité des troubles fonctionnels que peuvent
présenter les malades porteurs de pierres vésicales est
d'une variété très curieuse. Les caractères de ces troubles varient, en effet, suivant plusieurs facteurs dont
les principaux sont l'âge des malades, l'état inflammatoire de leur vessie et surtout le volume de leurs
pierres.

Les quatre observations inédites que nous groupons
dans ce chapitre sont probantes à cet égard.

La première, la plus belle des quatre, en tant que
rareté clinique, est celle d'un enfant de cinq ans chez
lequel un calcul vésical méconnu avait de par l'obstacle qu'il opposait à l'émission de l'urine, déterminé de
tels efforts d'expulsion, de ténesme, que le rectum et
l'intestin avaient cédé peu à peu à la poussée abdomi-
nale et s'étaient littéralement herniés sous forme d'un
énorme prolapsus. Il a suffi d'enlever le calcul pour
voir peu à peu ce prolapsus rétrocéder et disparaître
en presque totalité.

La seconde observation relate un cas de calcul géant

qui avait accompli sa croissance sans provoquer le moindre trouble chez son porteur tant sa vessie s'était montrée tolérante.

La troisième se rapporte à un petit calcul, cause d'un ténesme vésical qui avait déterminé une cystocèle inguinale qui fut opérée en état d'étranglement.

Le quatrième cas est l'histoire d'un malheureux calculeux porteur d'une petite pierre, mais souffrant atrocement et accusant des douleurs d'une acuité et d'une ténacité atroces. Sa vessie, d'une susceptibilité extraordinaire n'était à l'aise que lorsqu'elle était ouverte et drainée par la taille hypogastique, taille qui fut faite à deux reprises différentes et la seconde fois pour calmer les douleurs produites par de minuscules concrétions.

OBSERVATION I

Due à l'obligeance de M. le professeur Mériel (observation originale et inédite).

Louis A..., 5 ans, de Réquista (Aveyron), se présenta au mois d'août 1899 dans le service de M. Chalot avec un gros prolapsus du rectum. Ce prolapsus devenait de plus en plus considérable. Il se produisait au moment des mictions, car celles-ci étaient très pénibles et très douloureuses comme s'il y avait eu un obstacle s'opposant au cours de l'urine. Cependant, pas d'atrésie

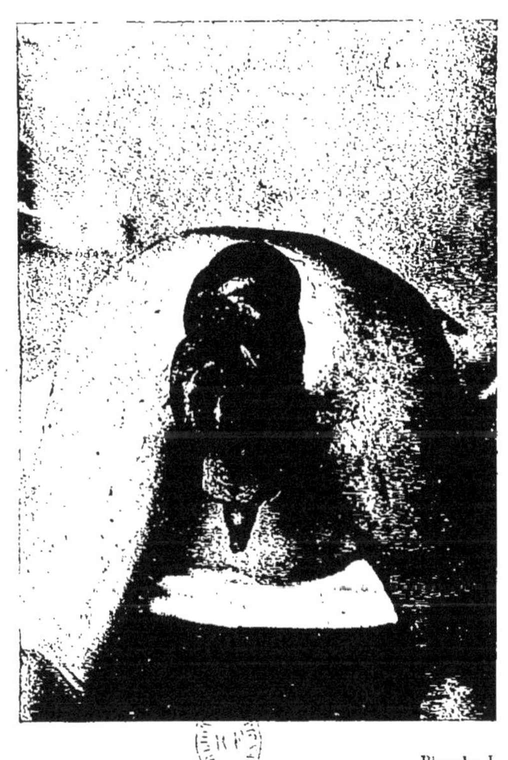

Planche I

Prolapsus du rectum, chez un enfant,
provoqué par le ténesme et la dificulté des mictions
dus à un petit calcul vesical.

du méat, pas de rétrécissement congénital de l'urèthre. Mais l'exploration montra dans la vessie la présence d'un calcul. Il y avait de la douleur du gland et
pendant la marche quelques petites hématuries. Du
côté du rectum on trouvait un véritable boudin replié
sur lui-même en accordéon et qui ne demandait qu'à
être expulsé au dehors par le moindre effort. Il paraissait dès lors évident que c'était pendant les mictions
pénibles que se produisait et s'accentuait ce prolapsus.
De faible qu'il était au début, seize mois avant les pre-
miers accidents, ce prolapsus s'était graduellement
constitué au point d'atteindre le volume vraiment
énorme qu'il présente sur la photographie. Le prolapsus, l'intestin, sortait d'une longueur de 10 à 15 centimètres, replié sur lui-même, une véritable invagina-
tion intestinale . La miction passée, sous l'influence
des compresses chaudes et de la pression graduelle
cette tumeur intstinale se réduisait en partie, mais
pas complètement et devait être maintenue par un
bandage. M. Chalot fit le diagnostic de volumineux
prolapsus rectal provoqué et entretenu par la dysurie
due au calcul. On fit la cystotomie sus-pubienne trois
ou quatre jours après l'entrée et on retira un calcul
oxalique dur, gros comme une noix. Ce calcul, par
ses aspérités avait entretenu un état inflammatoire
chronique de la muqueuse vésicale. Le sujet, après
l'opération, fut sondé, et on lui laissa une sonde à
demeure dans la vessie pendant cinq à six jours ; pendant ce temps, tous les jours, on faisait des manœu-

vres de réduction sur le boudin rectal irréductible.
Celui-ci, du reste, diminua de volume de lui-même et
au bout d'un mois par ce traitement il avait en grande
partie disparu. Lorsque l'enfant quitta le service, en
septembre, on trouvait encore un bourrelet de 1 à
2 centimètres hors de l'anus, comme un bourrelet hé-
morroïdal flétri ; mais l'enfant n'ayant plus de douleurs à la miction, le traitement de la rectite aidant,
bien entendu, le prolapsus avait guéri aussi par la
suppression de la cause.

OBSERVATION II

Malade, homme, L. C..., âgé de 40 ans, entre salle
Saint-Lazare n° 20 en février 1910 pour fistules au
niveau de la région des adducteurs et raideur de l'ar-
ticulation de la hanche. D'après l'anamnèse résumée
ici, il semble qu'il se soit agi d'une coxo-tuberculose
avec abcès froid fistulisé. Pour cette coxo-tuberculose,
le malade a été maintenu au lit chez lui six mois pendant lesquels on lui donna de l'huile de foie de morue,
des phosphates, on fit la suralimentation, riche en
viande surtout. Il n'avait jamais accusé de douleur à la
miction, n'avait jamais eu d'hématuries, en aucun moment de la maladie ni avant. Cependant, en faisant le
toucher rectal pour voir l'étendue des lésions osseu-
ses, vers le fond de l'acétabulum, nous trouvons une
sensation spéciale de dureté au niveau de la vessie. On
remarque alors ses urines qui présentent un dépôt ;

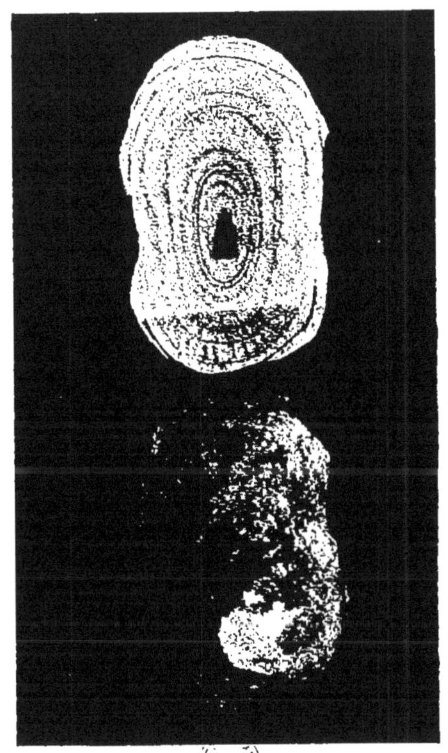

Planche II

1ª Coupe du calcul.

2ª Vue d'ensemble du calcul
(poids 137 grammes).

on sonde le malade, et la sonde molle arrive tout de suite sur la surface dure d'un calcul. L'explorateur métallique de Guyon confirme cette donnée : calcul vésical, mais aucun autre symptôme qu'un peu de cystite. La consistance du calcul fait penser à un calcul trop dur pour le lithotriteur et la taille vésicale est proposée. Elle est faite le 23 février 1910. La vessie ouverte contient un calcul arrondi gros comme un abricot, calcul dur, formé d'oxalate de chaux. Suites opératoires : vessie refermée par trois p'ans, drainage sus-pubien du tissu cellulaire, suites excellentes.

Le calcul scié présente les zones concentriques classiques autour d'un noyau central plus brun. Il pesait 137 grammes.

OBSERVATION III

Malade M. L..., 71 ans, homme, cultivateur aux environs de Toulouse, est pris le 7 novembre de phénomènes d'étranglement herniaire pour lesquels M. le professeur Mériel est appelé à le voir à 2 heures après midi. On constate bien au niveau de l'orifice inguinal externe une tumeur molle, irréductible, douloureuse. Cette tumeur existait depuis quelques mois. Dans 'a matinée il y avait eu deux vomissements porracés. Le pouls était petit, la langue sèche, pas d'émission de gaz ni de matières depuis la veille. L'état était grave, et devant l'impossibilité de réduire la hernie, l'intervention fut décidée et pratiquée à la stovaïne. L'incision faite, on arrive sur une masse graisseuse, épaisse, arrondie, située dans la partie interne de l'anneau ; pas de sac herniaire à proprement parler. Cette tumeur saigne très facilement quand on la dissèque et on finit par voir sur les lobules graisseux dilacérés, des fibres musculaires assez pâles. L'agent d'étranglement était constitué par l'orifice inguinal. Il est sectionné dans le cadran supérieur ; la tumeur se réduit facilement dans le ventre, derrière le pubis. Cependant, on cherche à voir l'intestin et on finit par ouvrir un diverticule péritonéal aplati sur cette masse graisseuse. La sonde, puis le doigt, introduit dans la cavité péritonéale permettent de se rendre compte qu'il n'y a pas d'intestin étranglé. Le doigt circule librement dans la cavité péritonéale ; pas d'étranglement rétrograde, et le doigt porté sur l'angle pubien de l'arcade fait mouvoir une masse charnue et graisseuse déjà vue.

Cette masse n'est autre que la vessie, ce dont on s'assure en faisant introduire par un aide une sonde en gomme dans la vessie. Le malade avait en effet chez lui des sondes en gomme, car il était prostatique ; il était obligé de se sonder et avait déjà pour ce fait reçu les soins d'un spécialiste de la ville. Voilà comment on avait trouvé une sonde de prostatique dans la maison et vérifié immédiatement le diagnostic de hernie étrang'ée de la vessie. C'était bien, en effet, un étranglement vésical au niveau de l'orifice inguinal. Cette cystocèle avait été provoquée par les efforts de plus en plus grands du malade par le fait de l'hypertrophie prostatique.

Suites opératoires normales.

Le traitement consécutif nous a permis de constater qu'en plus de son hyperthrophie prostatique il y avait dans son bas-fond vésical un calcul phosphatique (secondaire). Ce calcul se trouve à la sonde en gomme quand on fait des lavages pour la cystite. Le malade accuse, en effet, des douleurs au bout du gland, de la pesanteur dans le périnée, des hématuries ; celles-ci se produisent parfois au moment du cathétérisme. Le malade, pour uriner, était très souvent dans ces derniers temps obligé de s'accroupir, de pousser, de prendre toutes les positions pour expulser quelques gouttes d'urine. Ce ténesme vésical était certainement plutôt sous la dépendance du calcul que de l'hyperthrophie prostatique elle-même. Sous l'influence des efforts, petit à petit, une cystocèle inguinale s'était constituée à travers un anneau herniaire déficient bien entendu, chez un vieillard gras, et ce diverticule vésical s'était un matin étranglé tout comme une anse intestinale dans un orifice herniaire, et avait déterminé des accidents d'étranglement analogues à ceux de l'entérocèle étranglée. Voilà donc une succession d'événements intéressants : calcul et hyperthrophie prostatique, cystocèle et étranglement de cette cystocèle. La Lthotritie doit être faite prochainement et nous espérons voir rétrocéder les phénomènes propres au calcul.

OBSERVATION IV

J. B..., 61 ans, entre à °la salle Saint-Lazare le 25 mai 1909 pour des phénomènes de cystite et d'hypertrophie de la prostate. Par le cathétérisme, on trouve dans le bas-fond vésical un calcul que l'explorateur métallique de Guyon fait reconnaître gros comme une noisette.

La lithotritie est pratiquée et le calcul phosphatique rapidement broyé. Les suites sont normales : soulagement des douleurs, de la dysurie, départ de l'hôpital. Le malade revient quelques jours après. Il souffre de nouveau au niveau du gland, pesanteur au périnée, douleurs de reins. Une nouvelle exploration fait reconnaître dans la vessie la présence de quelques débris calculeux ; injections, lavages, etc. Les phénomènes dysuriques paraissent s'atténuer, mais le malade revient souffrir de plus en plus et malgré une deuxième lithrotitie qui évacue quelques débris phosphatiques, on est obligé au bout de quelques jours devant cette intolérance vésicale de faire la *cystostomie* sus-pubienne pour mettre la vessie au repos.

Par la *cystostomie* faite deux jours après, on trouve encore quelques grains de sable phosphatique dont la formation si rapide s'explique par le réservoir retro-prostatique, le bas-fond que fait la vessie derrière la prostate. Ces débris donnaient au malade des douleurs atroces, lui arrachant des cris, l'obligeant à prendre toutes sortes de positions pour satisfaire ses mictions. Dès l'instant que la vessie fut mise au repos par la *cystostomie*, les douleurs ont cessé. Au bout d'un mois de ce régime, on laisse se fermer la fistule sus-pubienne mais alors les douleurs reprirent avec la même acuité et le malade réclame la réouverture de la plaie qui, de nouveau, lui procura le soulagement.

Mais les complications ascendantes du coté du rein gauche ont commencé à aggraver le pronostic et le malade a quitté l'Hôtel-Dieu pour entrer à l'Hospice de la Grave.

CHAPITRE II

Pathogénie des troubles vésicaux chez les calculeux

Chez les calculeux les douleurs vésicales sont dues au contact des parois vésicales à muqueuse hyperesthésiées avec le calcul mobile, contact provoquant des contractions douloureuses. Plus la pierre est mobile, plus les douleurs surviennent facilement, à la suite du moindre effort. L'irrégularité du calcul intervient aussi pour une part dans l'éveil facile et répété des douleurs ; mais il ne faut pas admettre cette condition comme nécessaire, car, des calculs absolument lisses peuvent former une masse énorme qui représente le moule de la vessie du calculeux. C'est dans cette adaptation exacte du contenant au contenu, qu'il faut, à notre avis, trouver l'explication logique du phénomène de la tolérance. Les parois vésicales s'adaptent exactement sur le bloc pierreux parfaitement lisse, mais rendu tout-à-fait immobile par son volume même.

En pareil cas, le calcul vésical cavitaire peut être
comparé au calcul diverticulaire, mais, c'est la cavité
vésicale tout entière qui devient elle-même le diverticule. Ainsi comprimée entre les parois vésicales adap-
tées sans contraction sur elle, la masse calculeuse ne
subit aucun déplacement du fait des mouvements ou
des efforts du malade et ne se révèle par aucun symptôme douloureux ou hémorragique.

La vessie tolère longtemps les calculs comme les
corps étrangers lorsqu'ils sont aseptiques. Guyon a
depuis longtemps établi, à l'aide de la clinique, ce fait,
qu'un calcul peut rester un certain temps dans la
vessie sans que celle-ci soit enflammée. La cystite
n'est pas un symtôme, elle n'est qu'une complication
des calculs. C'est pourquoi un gros calcul peu mobile,
s'il se trouve dans une vessie sans cystite, peut être
longtemps toléré sans douleurs.

Une fois installée, la cystite passe à l'état chronique,
entretenue et exaspérée par le calcul ; les parois de la
vessie s'épaississent et se sclérosent, les douleurs s'aggravent et la cystite devient irrémédiable. C'est le cas
du malade dont nous relatons l'observation (observation IV) et dont les douleurs atroces étaient dues à
l'infection de sa vessie.

L'évolution anatomique des vessies calculeuses est
donc régulièrement progressive dans sa marche ;
après une phase latente d'une durée indéterminée pendant laquelle le calcul ne révèle sa présence par aucun
phénomène vésical assez important pour attirer l'atten-

tion du malade ou de son médecin, survient la *phase de réaction vésicale* caractérisée par ses hématuries intermittentes, ses douleurs vives réveillées par la marche ou la fatigue. A cette période cependant il est des rémittences dont les anciens auteurs marquaient un grand étonnement parce qu'ils avaient observé que ces rémittences coïncidaient souvent avec la présence d'un gros calcul et qu'ils avaient la conviction que plus la pierre était volumineuse, plus devaient être aïgüs les phénomènes douloureux (Chopart).

Un des faits les plus curieux sous ce rapport est celui de Morand. Chez un malade tourmenté par des douleurs vésicales persistantes, Morand avait reconnu par le cathérisme, l'existance d'une pierre. Peu de temps après cette exploration, les douleurs disparurent subitement ; aussi croyant à une erreur de son chirurgien le malade lui légua son corps pour lui donner une sévère leçon. A l'autopsie on trouva trois calculs, gros comme des noyaux d'abricot, placés sur les côtés de la vessie.

Les vessies des vieillards sont souvent d'une tolérance étrange et l'on n'en saurait trouver de preuves plus convaincantes que dans l'observation de Léjars, que nous rapporterons au chapitre suivant (voir observation XXXIII)

Chez le malade qui en fait le sujet, cinq gros calculs et une grosse prostate n'avaient pu déterminer que des désordres locaux de caractère banal. Le malade ne se plaignait que des petites misères qui sont le lot

commun des prostatiques. Enfin, tôt ou tard, survient
la troisième phase caractérisée par l'infection de la
vessie et la cystite. Si la vessie est capable de résister
longtemps à l'infection, la présence du calcul consti-
tue toujours pour elle une condition susceptible
d'amoindrir sa résistance et de la préparer à recevoir
l'infection. « La locomotion répétée de la pierre en-
traîne la douleur, l'irritation, la congestion. Quelque
peu sensible que soit la vessie saine à l'égard des contacts, elle est soumise pour peu qu'ils se renouvellent avec quelque fréquence, à une congestion habi-
tuelle qui rend imminente son inflammation. »
(Guyon).

C'est ainsi que nombre de calculeux présentent à
l'occasion d'une locomotion exagérée de véritables
poussées de cystite, qui se dissipent d'abord facilement,
mais tendent néanmoins à s'acclimater à mesure
qu'elles se renouvellent.

On comprend donc que les gros calculs étant de
par leur dimension et leur connexion pariétale moins
mobiles que les petits, lesquels « grelottent » dans
la vessie, la cystite soit moins fréquente et d'une appa-
rition plus tardive chez les malades qui ont dans leur
vessie des concrétions volumineuses.

La cystite calculeuse ne diffère pas sensiblement
dans ses manifestations symptomatiques des autres
formes de cystite. Elle se caractérise par la fréquence
des mictions, par la douleur finale, par la purulence
des urines. Celle-ci caractérise surtout la cystite des

calculeux. Les douleurs acquièrent souvent une acuité extrême, alors que le repos, le lit amenait précédemment du soulagement, le calculeux atteint de cystite n'est plus même à repos la nuit ; les douleurs s'accompagnent de poussées du côté du rectum, il y a des épreintes, du ténesme, de faux besoins d'aller à la selle ; les veines rectales se congestionnent, et la plupart de ces malades présentent des bourrelets hémorraïdaires saillants et douloureux. On a vu dans notre observation 1 un magnifique exemple de la solidarité pathologique qui unit vessie et rectum. La cystite calculeuse procède par crises, par accès : ces accès sont presque toujours provoqués par la marche ou par la fatigue. Ils s'atténuent sous l'influence du repos, le calculeux redoute le mouvement, il se confine dans une immobilité presque absolue et il n'y trouve même pas la tranquilité désirable. D'une manière générale, on peut dire qu'à partir du jour où la vessie du calculeux est infectée, tous les troubles fonctionnels deviennent de plus en plus marqués.

En somme, si nous admettons que la douleur que ressentent ces malades est fonction de cystite et que cette cystite est fonction de l'asepsie du milieu comme cause déterminante et du traumatisme de la pierre comme cause favorisante, nous pouvons dire que la latence des calculs de la vessie est due d'abord à l'asepsie vésicale et aussi à la cause mécanique qui immobilise la pierre dans une portion de la vessie. Réciproquement, un petit calcul heurtant à tout mouvement, tel un grelot, les parois d'une vessie infectée, devra se traduire cliniquement par le maximum de douleur.

L'immobilité du calcul peut-être due aux seules dimensions de la pierre qui, par son volume, emplit toute une portion de la vessie, le bas-fond de préférence, bas-fond où elle se moule, s'accommode, s'engage comme une tête de fœtus au détroit supérieur, en un mot s'immobilise, fait son nid et ne bouge plus.

C'est encore un bas-fond profond chez un prostatique (observation de Lejars), une adhérence à la paroi qui peuvent permettre au calcul de rester insoupçonné.

Dans d'autres cas, on peut avoir affaire à une muqueuse vésicale anesthésiée qui ne réagit pas au contact du corps étranger ou à une inertie vésicale absolue qui enlève toute contractilité à l'organe et l'empêche d'appliquer ses parois sur le calcul, ce qui supprime les douleurs.

CHAPITRE III

Etude clinique

Les calculs vésicaux, quels que soient leur taille, leur nombre et leur situation dans la vessie ont des symptômes qui tiennent à deux causes qui sont leur présence dans la vessie et leur mobilité.

Après avoir franchi la région prostatique de l'urèthre, on sent en pénétrant dans la vessie avec l'explorateur, un choc ; on entend aussi quelquefois un bruit plus caractéristique, mais le plus souvent on a la notion que le corps solide que l'on a heurté se déplace immédiatement. On peut aussi ne percevoir qu'un frôlement ; si ce contact se rencontre simultanément en plusieurs points, c'est qu'on se trouve en présence d'un calcul immobile ou de plusieurs calculs ; tels sont les signes de certitude, les deux grands symptômes de la présence des calculs de la vessie. Il en est d'autres tels que les hématuries et la douleur produite par la marche, les courses à cheval, en voiture ; d'autres fois le jet de l'urine est brusquement interrompu pour repartir quelques instants après ; les mictions peuvent être fréquentes, douloureuses, pénibles, se terminer par quelques gouttes sanglantes. Parfois, la verge est le siège d'une violente sensation de prurit, surtout au niveau du gland, le malade éprouve de la pesanteur au périnée, etc. ; autant de signes qui tous ont une valeur très importante et que l'on trouve complètement décrits dans tous les traités spéciaux, mais qui ne permettent pas d'affirmer la présence d'un calcul tant que l'exploration n'a pas été nettement affirmative. Elle seule procure au chirurgien la sensation de contact, ce signe de certitude, parce que dans des cas rares, il est vrai, le calcul de la vessie peut passer complètement inaperçu. Nous avons écrit au début de ce chapitre que les calculs vésicaux ont des symptômes fonctionnels qui tiennent à deux causes, qui sont : leur présence dans la vessie et leur mobilité. Si nous supposons qu'un calcul vésical ne réunisse pas ces deux causes, nous pouvons très bien admettre que les symptômes fonctionnels accusés par le malade soient très atténués ou même nuls. En effet, supposons un calcul de la vessie qui, par son volume ou sa forme, est immobile et ne peut, par conséquent, changer de place et traumatiser la paroi vésicale, cette variété de pierre échappera à la loi commune parce qu'elle ne remplit pas les conditions nécessaires à la production de la douleur. Prenons maintenant l'exemple d'un calcul de petit ou de moyen volume, calcul libre dans la cavité, témoin actif de tous ses mouvements d'expansion ou de retrait, tantôt flottant dans le liquide urinaire de la vessie remplie, tantôt reposant sur le bas-fond de la vessie vidée, ou encore attiré vers le col de l'organe par le courant d'urine d'une miction. Ce calcul, on le conçoit, sera le type du calcul actif, mobile, offensant pour les parois vésicales, donc le type du calcul douloureux. Et si à ces caractères de mobilité de la pierre se joint l'inflammation du réservoir, la cystite, on aura réalisées au maximum les causes de douleur. Nous allons en voir des exemples frappants.

Dans l'observation suivante, les symptômes calculeux manquaient au point que le malade porteur d'une pierre vésicale d'un volume extraordinaire et pesant presque une livre pouvait sans douleur sauter à pieds joints. Cette latence était due évidemment à une fixité de la pierre qui, par son poids (485 grammes), s'était créé une sorte de moule dans la paroi inférieure de la vessie où elle restait fixée. Dès lors, les migrations du calcul, sous l'influence des mouvements, ne venaient pas choquer les parois latérales et supérieures du réservoir urinaire où la muqueuse est beaucoup plus sensible et y provoquer ces contractions réflexes, ces tranchées vésicales si typiques et si douloureuses qui s'accompagnent ordinairement d'hématuries. Dans ce cas, le calcul obstruait, annihilait une partie du réservoir vécical et c'est sur sa face supérieure que glissait l'urine comme sur une dalle. C'était une véritable exclusion de la vessie.

Observation V

Genouville. Congrès Association française d'urologie, 1905, page 567.

Homme de 35 ans, n'a jamais eu aucun signe de calcul ni de coliques néphrétiques. Il travaille et *saute souvent à pieds joints*.

L'explorateur montre un obstacle dur et fixe ; *l'explorateur métallique ne peut passer d'aucun côté*. La radiographie montre un calcul énorme avec un sillon ; on porte le diagnostic d'un calcul en sablier vésico-prostatique.

Taille prérectale, évacuation de 200 grammes d'urine. On sent le calcul, mais on ne peut le contourner ni avec le doigt ni avec les instruments. On conclue que le calcul n'est que vésical, mais que son poids et son volume ont refoulé la paroi inférieure de la vessie créant un véritable bas-fond très sensible par le rectum. Par l'hypogastre, la vessie étant à sec, on voit maintenant le relief de la pierre qui était cachée par une couche d'urine interposée. Taille hypogastrique, incision verticale de 12 centimètres. Il faut faire une sorte de version du calcul pour l'extraire par son petit diamètre et faire glisser les lèvres de la plaie sur sa surface. Guérison.

Le calcul phosphatique, poreux, était ovoïde, aplati tranversalement, ayant 13 cm. de diamètre longitu-

dinal sur 8 cm. de diamètre tranversal, 33 cm. de circonférence. *Poids, 485 grammes.*

Plaçons ici, pour l'antithèse, l'observation d'un calculeux, dont la pierre pesait 3 gr. 90. C'est l'histoire
d'un malheureux urinaire, dont l'existence était tor-
turée par des douleurs vésicales extraordinairement
vives, martyrisantes, comparables à celles que ressen-
tait le malade de notre observation IV. Ces deux exemples si opposés ne suffiraient-ils pas à eux seuls à jus-
tifier le titre de notre ouvrage et à démontrer la tolérance variable des calculs vésicaux.

OBSERVATION VI

Guyon, *In thèse*, de Boussavit, Paris, 1882.

Homme de 64 ans, cultivateur, entre le 10 octobre
1881, salle Saint-Vincent, n° 9. Il y a six ans a commencé à uriner fréquemment ; arrêt brusque du jet
par intervalles ; vives douleurs en voiture. Depuis un
an, hématuries. Depuis huit mois, douleurs atroces à
la miction. Les urines sont très troubles et présentent
un dépôt abondant. Le malade se sonde toutes les deux
heures, cystite intense. A l'exploration, on découvre
un calcul vésical.

Le 15 octobre, M. Guyon fait la lithotritie. Poids
total des fragments 3 gr. 90.

Après l'opération, *la cystite continua à se manifes-*

ter et d'une façon aussi intense, quelques fragments de calculs échappés à l'aspiration suffisaient à l'entretenir. M. Guyon, dans une séance de vérification, en fait l'extraction. Guérison.

Nous insistons sur ce fait très curieux, mais très probant, que quelques fragments de calcul suffisaient à entretenir la cystite.

Autre exemple de petit calcul douloureux, au point de nécessiter l'emploi de la morphine.

OBSERVATION VII

Guyon, *Ibidem.*

Homme 59 ans, entre le 18 novembre 1881, salle Saint-Vincent, n° 23. Depuis dix-huit mois, douleurs au niveau du méat, mictions fréquentes pendant la fatigue. Voiture mal supportée, hématuries à la suite de marches prolongées, cystite intense, deux mictions par heure, douleurs vives à la fin de la miction, cuisson dans l'urèthre. Tous les soirs, une injection de morphine est nécessaire. Par la lithotritie, M. Guyon broye un calcul de 6 grammes. Guérison complète.

Nous pourrions rapporter ainsi des centaines de cas de petits calculs horriblement douloureux ; tous les travaux publiés sur la pierre vésicale en sont remplis. Nous préférons relater les cas beaucoup plus rares de *gros calculs latents.*

Les calculs latents. — Dans les deux observations suivantes, les symptômes accusés par le malade, étaient certes typiques, ils dénotaient l'existence d'un calcul datant d'enfance, et pourtant, dans l'une, les symptômes ont disparu pendant de longues années et le calcul est resté véritablement latent ; dans l'autre, si les symptômes ont persisté, avec une certaine intensité, il n'en reste pas moins extraordinaire qu'un homme, porteur d'une pierre de 212 gr., ait pu être artilleur servant, et chauffeur, et supporter sans hématuries et sans douleurs les heurts terribles du caisson ou de la locomotive.

OBSERVATION VIII

CHEVALIER, cité par DURRIEUX, *Association française d'Urologie*, Congrès 1904.

Homme, 57 ans, entre à l'hôpital pour des troubles urinaires, avec mictions diurnes fréquentes. Dès l'âge de 16 ans, son urine laissait déposer du sable rouge. A 36 ans, il eut un arrêt du jet urinaire, suivi de l'expulsion d'un gravier sans douleur, ni hématurie. Ce fait s'est reproduit plusieurs fois. Depuis quelques années, des modifications du jet de l'urine et quelques difficultés de miction, si bien que le malade se sonde depuis plusieurs mois.

Il n'y a jamais eu d'hématurie spontanée, mais les urines étaient parfois sanguinolentes après les trajets en voiture. L'urine est trouble, la vessie peu sensible et à l'explorateur on constate que le canal est libre, mais on a une sensation de frottement étendu au niveau du col. On obtient un contact de 6 à 7 cm. Taille, calcul urique, absolument rond, aplati en galet, pesant 250 gr. Dimensions 8 cm. sur 7 cm. 5 et 4 cm. d'épaisseur.

OBSERVATION IX

Guyon, cité par Derrieu (*Ibidem*).

Homme de 35 ans, entre salle Velpeau, pour troubles urinaires. Antécédents héréditaires et personnels excellents, sauf au point de vue de la vessie. A l'âge de 7 ans, il a, quand il court, des douleurs vives au périnée et des hématuries totales, avec émission de caillots. Ces hématuries se reproduisent plusieurs fois puis disparaissent définitivement vers l'âge de 11 ans. Elles survenaient à la suite de fatigues et s'accompagnaient de douleurs très fortes. Les mictions étaient également horriblement douloureuses. Cet état se prolongeait pendant un mois, puis tout cessait trois mois durant.

Donc, trois à quatre fois par an, pendant un mois, survenait une crise douloureuse, avec fréquence des mictions. Et cela se manifesta pendant toute l'enfance du malade.

A 18 ans, tous les symptômes cessent. A 21 ans, le *jeune homme est artilleur servant assis sur le caisson.* Les très grandes secousses provoquent une vive douleur à laquelle le malade remédie en se soulevant. Depuis, les très longues courses en voiture provoquent aussi de la douleur.

Il y a deux ans, *il reste dix mois chauffeur sur une locomotive.* Les secousses provoquent des douleurs qu'il combat en se soulevant sur les pieds. Il ne s'est jamais traité jusqu'ici.

Actuellement, mictions impérieuses le jour, légère incontinence nocturne ; la miction après les premières gouttes, doit être facilitée par certaines manœuvres. Quelques jours avant son entrée à l'hôpital, il a eu une crise douloureuse intense, provoquée par un voyage en chemin de fer.

Examen : la vessie a une capacité de quelques grammes seulement, elle est douloureuse, l'urine est trouble. Traitement calmant, puis instillations.

Quelques jours après, la capacité vésicale est de 100 gr.

Exploration métallique, on sent un calcul dur soulevé par l'instrument et donnant un contact de 5 cm.

Taille, 200 gr. d'urine dans la vessie, on retire avec peine un calcul dont l'écorce se brise sous les tenettes, ce qui prolonge l'extraction. Drainage. Sutures.

Le calcul est *gros comme une orange,* à écorce jaune, coloration brune, poids 212 gr. Dimensions 7 cm., 6 cm. 1/2 et 5cm. 1/2 d'épaisseur. Après des suites opératoires mouvementées, la guérison survient.

OBSERVATION X

Durieux (d'Alger), *in Compte-rendu de l'Association française d'Urologie*, 1905, page 559.

Enormes calculs vésicaux. Tolérance parfaite.

Homme 89 ans, entre à l'hôpital pour quelques troubles légers d'incontinence d'urine. Depuis quelques semaines, un peu d'urine coule involontairement par sa verge, mouillant son linge et ses draps, et ses petits enfants, chez qui il habite, un peu gênés par ce léger inconvénient, lui conseillent d'aller se faire examiner à l'hôpital.

Le malade est un beau vieillard, très bien portant, il n'a jamais eu de maladies graves. Il attribue fièrement à sa vie rangée et exempte d'excès, la virilité qu'il a conservée jusqu'à 87 ans. Il ne se rappelle pas avoir jamais souffert des reins, ni avoir eu de douleurs violentes, pouvant faire croire à des coliques néphrétiques.

L'interne de garde, voulant sonder le malade, butte contre un obstacle et, craignant de forcer, ne pousse pas plus loin le cathéterisme.

M. Durrieux voit le malade le lendemain. Il peut passer une béquille n° 20. Au niveau du col vésical, il butte contre un corps dur, rond, qui cède sous une très faible pression et l'urine sort. L'auteur pense de suite à un calcul qui vient se loger au niveau du col

qu'il obture incomplètement, tout en le maintenant
béant, ce qui provoque l'incontinence.

D'habitude, le malade peut pisser volontairement et
il urine d'autant plus fréquemmnet que ses mictions
sont peu abondantes et qu'il les multiplie pour tâcher
de se mouiller le moins possible. Ces mictions volon-
taires se font sans effort ; lorsque le malade veut forcer, l'urine cesse de couler. Cette urine est claire, à
peine troublée par un léger nuage. Le malade n'a jamais eu d'hématuries, jamais de douleurs vésicales,
jamais d'interruption brusque du jet de l'urine. Il n'a
pas de sensation de lourdeur au bas-ventre et n'a jamais ressenti de douleur dans cette région.

A l'examen de M. Durrieux, la contractilité vésicale
est faible, la capacité de la vessie est de 130 gr., la dis-
tention ne provoque pas de douleur, mais l'envie d'uriner normale. L'exploration révèle la présence de plusieurs calculs volumineux et lisses. Le toucher rectal
permet de constater que la prostate n'est pas volumineuse ; on sent la masse calculeuse dans le bas-fond.
Le palper abdominal profond permet de sentir la
masse dure des cailloux. Ce palper n'est pas douloureux. Au bout des quelques jours de séjour à l'hôpital,
l'état général, tout en restant satisfaisant, paraît décli-
ner, l'opération est décidée en conquésence, et on
choisit la taille hypogastrique à cause du nombre et
du volume des calculs.

Cette opération est faite sous l'anesthesie lombaire
à la cocaïne :

On retire 4 calculs égaux, ronds, aplatis, gris, uriques, présentant quelques néplats dûs à leurs contacts réciproques. Libres dans la vessie, ils sont absolument lisses. La masse forme un bloc presque en forme de boulet de 7 cm. de diamètre sur 6 cm. d'épaisseur. Les dimensions de chaque calcul sont de 5 cm. de diamètre sur 3 cm. d'épaisseur. Le poids de chaque cal cul oscille entre 45 et 48 gr. Le poids total est de 185 gr.

L'exploration au doigt permet de constater que la prostate ne fait pas de saillie dans 'a vessie, que le bas-fond vésical est vide et sans profondeur, qu'il n'y a ni colonnes ni cellules.

Guérison rapide.

Dans cet exemple, le malade, malgré son âge, n'était atteit d'aucune affection urinaire et sa très légère cystite avait pu parfaitement passer inaperçue. Seule l'évacuation défectueuse du réservoir urinaire pouvait attirer l'attention vers la vessie. En effet, la masse calculeuse occupant la presque totalité dela vessie, l'urine ne pouvait s'y accumuler en grande quantité et devait être expulsée assez fréquemment. C'est ce qui explique que le col étant maintenu entrouvert par le contact du calcul, le malade ne soit venu à l'hôpital, que pour le seul symptôme d'incontinence.

Voici d'autres exemples de cas analogues :

OBSERVATION XI

Pozzi, *Annales des Maladies des organes génito-urinaires*, 1885.

Homme de 80 ans, ne s'est jamais plaint de troubles du côté des voies urinaires. A un moment donné, il y a des mictions pénibles très fréquentes, des hématuries, des douleurs. On le sonde, et on trouve un calcul libre. Mais les accidents s'aggravent rapidement et le malade succombe.

A l'autopsie, on trouve un calcul piriforme dans le bas-fond de la vessie. Ce calcul paraissait être sorti récemment d'une cellule vésicale encore parfaitement reconnaissable.

M. Pozzi pense, en comparant les lésions anatomo-pathologiques à l'histoire du malade, que c'est la brusque mise en liberté du calcul qui a donné lieu à tous les accidents.

OBSERVATION XII

Fenwich, cité par Moreau, *thèse de Paris*, 1903.

Homme de 36 ans, pris brusquement de symptômes de calculose vésicale. Taille. On découvre un gros calcul de 38 gr., insoupçonné jusque-là et logé dans le bas-fond.

OBSERVATION XIII

Leclerg, cité par Moreau (*ibidem*).

Cette observation, est un cas probant de la tolérance vésicale pour les gros calculs.

Homme de 43 ans. Depuis 33 ans (à l'âge de 10 ans, le diagnostic de calcul avait été porté. Symptômes presque nuls. Pas d'hématuries. Le calcul fut extrait par taille hypogastrique, l'examen cystoscopique ayant montré le volume énorme de la concrétion. *La pierre était grosse comme une mandarine et pesait 76 grammes.*

OBSERVATION XIV

Routier, cité par Durrieux, *thèse de Paris*, 1901.

Homme de 36 ans. Hématuries à 21 ans, au cours de marche, pendant le service, militaire. Tout symptôme disparaît complètement pendant 8 ans. Depuis quelque temps, il présente de nouveau les signes de la pierre. A l'exploration, on reconnaît un calcul La lithotritie échoue.)Par taille hpyogastrique, on extrait un gros calcul mûriforme, noir. Une loge du fond droit de la vessie est incrustée et doit être grattée. Guérison.

OBSERVATION XV

Publiée par Roth, *in Berliner Klinische Wochens-*
chrift, 1911, n° 2, 9 janvier, page 62.

Homme 74 ans, se plaint depuis quelques jours de
maux de tête, de balonnement, de douleurs légères
pendant la miction à l'extrémité de la verge. Son médecin lui ordonne une cure dans une station thermale.

Roth examine le malade, et à l'exploration reconnaît facilement la présence d'un gros calcul vésical.

Opération sous rachis-stovaïnisation. Extraction par
la taille hypogastrique d'une pierre mûriforme, ayant
le volume du poing, du poids de 220 gr. Cette pierre
est uratique, ovoïde, excessivement dure, stratifiée et
brune à la coupe.

L'auteur allemand fait suivre son observation des
commentaires suivants :

Malgré l'énorme volume de la pierre, le patient se
plaignait seulement, depuis plusieurs semaines, d'une
miction un peu gênée et d'une douleur au niveau du
gland. *L'état général du malade était si peu altéré que*
son médecin le traitait comme neurasthénique.

Roth fait justement remarquer que ces calculs ura-
tiques sont pourtant d'une formation très lente et que
le malade portait certainement, et sans aucune gêne,
son calcul depuis de nombreuses années.

Pendant cette longue période. de latence, l'urine était restée parfaitement claire. Il est vrai que le malade n'avait jamais été sondé.

OBSERVATION XVI

M. FRIGAUX, *Société anatomique de Paris*, séance du 10 novembre 1911.

M. Frigaux présente un volumineux calcul d'oxalate et de phosphate de chaux, du poids de 50 gr. et de 41 mm. de longueur. Ce calcul extrait par M. Cathelin de la vessie d'un jeune homme de 25 ans, avait été toléré au point de permettre au malade d'accomplir son service militaire dans la cavalerie.

L'observation suivante, que nous empruntons à Lejars, est encore fort belle, de par la latence d'un calcul de grosses dimensions, chez un malade qui n'accusait que des troubles vagues de prostatisme.

OBSERVATION XVII

LEJARS, *Grand traité de chirurgie.*

Homme de 68 ans. Maigre. Envoyé du bureau central pour accidents urinaires graves. Histoire non complexe, d'après lui. Depuis plusieurs années, i' urinait souvent, surtout la nuit, et souvent avec peine. Urines chargées, troubles. Peu de douleurs, en somme, à part une légère pesanteur dans le bas-ventre. Quelques épreintes de temps en temps à la fin des mictions. Jamais il n'avait eu d'hématuries, et il ne se souvient pas d'avoir jamais émis d'urine même légèrement teintée de sang. Dans le cours de l'été 1893, il entra à l'hôpital Necker, où il ne resta qu'une quinzaine de jours. Deux ou trois mois plus tard, il se faisait admettre à l'hospice d'Ivry, où son séjour fut de courte durée. Le toucher rectal avait révélé une assez grosse prostate, mais une sonde molle passait assez facilement. En présence de l'état des urines, des mictions fréquentes et douloureuses, je me décidais à faire une cystostomie sus-pubienne. Elle nous réservait des surprises. La vessie était distendue et facile à sentir dans l'hypogastre à travers une paroi très amaigrie. Dès que la ligne blanche fut incisée j'introduisis mon doigt au fond de la plaie pour isoler la paroi antérieure de la vessie et je tombais sur une masse dure, compacte, véritable pierre qui occupait la place du globe vésical. La vessie était bourrée de calculs. J'incisais assez largement la paroi et retirais successivement 6 gros calculs jaunes et durs d'un poids total de 75 gr. Dans la vessie ces calculs étaient appliqués les uns contre les autres, et figuraient, par leur ensemble, un véritable système géométrique, dont un gros calcul cubique représentait la pièce centrale. Ce ne fut pas sans peine que j'arrivais à les saisir et à les extraire. Les plus extérieurs étaient en partie enchassés dans des fossettes de la muqueuse en forme de demi-cellule.

C'est chez la femme, que cette tolérance, pour les gros calculs, est surtout remarquable. Pourtant, les calculs de la vessie ne sont pas généralement fréquents chez la femme. Est-ce que cette rareté ne serait que relative, et ne tiendrait pas en partie à ce fait que chez elle le calcul de la vessie est moins souvent diagnostiqué que chez l'homme.

Voici quelques observations remarquables de gros calculs vésicaux, qui ne furent découverts chez les porteuses qu'à l'occasion de l'accouchement.

Nous empruntons ces observatons à la thèse de Minon (Dystocie par les calculs de la vessie). thèse de Paris, 1908.

OBSERVATION XVIII

Trelfall, chez une femme de 34 ans, à son troisième accouchement, trouve une tumeur immobile et dure, s'étendant jusqu'à l'échancrure sacro-sciatique gauche de 4 pouces de long, sur 3 pouces de large, rétrécissant l'excavation jusqu'à 3 pouces 1/2, et empêchant le passage de la tête fœtale située au-dessus.

Trelfall et un de ses collègues appelés en consultation, font de la tumeur un ovaire dégénéré. Ils explorent par la vessie et escomptent la terminaison de l'accouchement sans manœuvre obstétricale.

Enfin, mais trop tard, par suite de l'épuisement de

la malade, on fait la craniotomie. La femme meurt le soir suivant. A l'autopsie, on reconnaît une énorme pierre vésicale.

OBSERVATION XIX

Milewski enleva par la taille vaginale un calcul de la vessie de 140 gr. ayant 7 cm. 5 d'épaisseur et 14 cm. 5 de circonférence. La femme, peu de temps auparavant, avait accouché spontanément d'un bel enfant, sans qu'il y ait eu la moindre lésion à déplorer.

OBSERVATION XX

Oliver rapporte l'observation suivante :

Six semaines après son cinquième accouchement, une femme ressentit de la difficulté à uriner ; depuis lors, ses urines étaient purulentes.

On trouva dans la vessie une grosse pierre, que la femme portait vraisemblablement depuis 7 ans, et sans aucun trouble.

OBSERVATION XXI

Smellie rapporte le cas d'un accouchement dans lequel la sage-femme sentit au-devant de la tête fœtale un corps dur empêchant le cours normal du travail. Au milieu de violentes douleurs, la parturiente expulsa une pierre de la grosseur d'un œuf d'oie, et pe-

sant de 5 à 6 onces. Immédiatement après, elle donna
le jour à un enfant vivant. La malade garde une incontinence incurable.

OBSERVATION XXII

BRINDEAU et POTTET, *Société obstétrique de Paris,*
21 novembre 1907.

Les auteurs ont observé à l'hôpital Saint-Antoine un
cas de dystocie par calcul vésical insoupçonné.

Il s'agissait d'une femme de 38 ans, ayant eu déjà
plusieurs accouchements normaux. Elle entre à Saint-
Antoine le 18 juillet 1907 parce qu'elle avait une pré-
sentation de l'épaule. Au palper, les observateurs remar-
quent que le col utérin est difficilement accesssible,
car il est refoulé à gauche et en avant. Cette déviation
du col est due à la présence d'une tumeur qui déforme
le cul-de-sac latéral droit. Cette tumeur est dure,
régulière, du volume d'un gros œuf. Elle semble s'in-
sérer sur le squelette. L'opération cœsarienne est pratiquée. Après la délivrance et la suture utérine, on va
à la recherche de la tumeur, qui est au devant du sacrum. On la mobilise facilement avec les doigts et on
s'aperçoit immédiatement qu'il s'agit d'un calcul vésical, dont on remet l'extraction à une date ultérieure.

Le 26 août, taille hypogastrique qui permet d'extraire un gros calcul, pesant 97 grammes, et ayant les

dimensions suivantes : Largeur 5 cm., longueur 3 cm.
C'était une pierre très dure et uratique.

Dans les observations que nous venons de rapporter,
il ne s'agissait, en aucun cas, de calculs diverticulaires ou enchâtonnés, nous tenons à le faire remarquer
en terminant.

Dans toutes ces observations, les calculs étaient libres, mais la vessie contractile. Il faut donc admettre
que la vessie adaptée à la grosse masse formée par le
ou les calculs les immobilise et empêche qu'ils ne fas-
sent « grelot » dans sa cavité.

Pour ce résultat, il faut, cela se conçoit, que le cal·
cul soit volumineux.

Témoin encore les observations suivantes, que nous
empruntons à Desnos (thèse Paris 1882).

OBSERVATION XXIII

Homme. *Aucun symptôme*, cependant une exploration vésicale faite 6 ans auparavant, avait montré la
présence d'un ca'cul. Taille. On trouve 2 pierres de
plus de 5 cm. chacune.

OBSERVATION XXIV

Homme de 60 ans. Une seule et très légère hématurie en dehors de tout effort plusieurs années auparavant. Légère cystite depuis 2 ans. Aucune douleur

pendant la course à pied ou en voiture. L'exploration montre la vessie saine, contractée, étroite. Calcul volumineux au-dessus du col.

Lithotritie infructueuse, puis taille. Calcul irrégulièrement aplati mesurant à peu près 7 cm. sur 5 cm.

OBSERVATION XXV

Homme 62 ans, *pas de symptômes*. La lithotritie fait broyer 12 calculs assez volumineux et beaucoup de petits. Guérison.

OBSERVATION XXVI

Homme 73 ans, vessie contractile, calcul de 4 cm., reconnu seulement par l'exploration. Lithotritie. Guérison.

OBSERVATION XXVII

Homme de 56 ans. Prostate volumineuse, vessie contractile. Calculs multiples de moyen volume. Lithotritie. Guérison.

CHAPIRE IV

Diagnostic

Normalement, pour établir un diagnostic de calcul
de la vessie, deux moyens s'offrent au chirurgien :
l'étude des symptômes fonctionnels présentés par le
malade, et l'examen physique de sa vessie. Les signes
fonctionnels, lorsqu'ils sont bien accusés, sont presque
suffisants pour que l'on puisse à coup sûr affirmer la
présence d'une pierre dans la vessie, car la modalité
si particulière de ces symptômes, telle que l'a tracée
Guyon dans ses cliniques, est tellement caractéristique, qu'ils confèrent à eux seuls une quasi-certitude.

Mais, on comprend que lorsque ces signes fonctionnels sont peu marqués ou fortement atténués, voire
même absents, leur interprétation est très difficile et,
partant, le diagnostic de pierre vésicale malaisé à établir, de par l'interrogatoire seul ou l'interprétation des
troubles éloignés dont se plaint le malade.

Par contre, il suffit souvent de penser au calcul pour
le diagnostiquer, même en l'absence de troubles fonc-

tionnels ; on introduit un cathéter métallique dans la vessie, on perçoit le choc métallique et le diagnostic s'impose de lui-même.

Les signes physiques, dont la recherche peut ne pas s'imposer au chirurgien, sont donc les seuls signes de certitude alors que les signes fonctionnels, qui pourraient conduire l'observateur à leur recherche, font souvent défaut.

D'ailleurs, comme l'a écrit Guyon (1), « quelle que soit la valeur de chacun de ces symptômes, bien observés et se produisant au milieu des circonstances particulières que je vous ai fait connaître, quelle que soit surtout la valeur qui résulte de leur réunion sur un même malade, ils ne sauraient, en aucun cas, suffire pour dispenser de l'exploration. Ce serait aller au-devant de mécomptes les plus regrettables que d'entreprendre une opération avant de s'être assuré par une exploration directe de l'existence bien réelle d'un calcul. C'est, en effet, l'exploration et l'exploration seule qui peut fournir la preuve absolue, le symptôme vraiment pathognomonique de la présence d'une pierre vésicale. »

Guyon établit donc l'importance capitale de l'exploration vésicale dans le diagnostic des calculs de la vessie.

Nous croyons utile de rapporter à cette place le mode

____

(1) Guyon, Diagnostic des calculs vésicaux (*Annales des Maladies des organes génitaux-urinaires*, 1884, p. 403).

opératoire, le protocole de cette exploration, ainsi que l'a établi l'illustre maître parisien dans une de ses belles leçons cliniques.

On a coutume de dire, écrit Guyon, que cette exploration doit être faite à l'aide d'un instrument métallique. « Vous me voyez, en effet, bien souvent employer la sonde dite exploratrice, et je ne viens pas contester les nombreux avantages qu'elle présente. Cependant, les instruments souples, tels que l'explorateur à bout olivaire et la sonde en gomme, seront capables bien souvent de vous révéler, par des signes positifs, l'existence de la pierre. Avant de prendre en main un instrument métallique, vous êtes en effet obligés de vous renseigner sur l'état du canal, et vous ne pourrez convenablement le faire qu'à l'aide d'un explorateur. Or, avec un tel instrument, il est possible, et je tiens à vous le démontrer, de recueillir non seulement sur l'état de l'urèthre, mais sur celui de la vessie, des renseignements précieux et très significatifs.

« Pour l'urèthre, il vous apprendra par une manœuvre facile, non seulement s'il est libre ou rétréci, mais encore s'il est occupé par un gravier ou un fragment engagé. A ce dernier point de vue, il est infiniment supérieur aux instruments métalliques qui passent contre le corps étranger sans fournir aucune sensation L'explorateur donne lieu, au contraire, à un frottement très caractéristique ; c'est l'instrument par excellence pour l'exploration du canal. Pour la vessie, il permet souvent de reconnaître si elle contient un calcul et cette notion est fournie par deux ordres de sensations différentes, un choc spécial et un frottement dur et rapeux.

« Il est encore possible sur les malades qui font un usage habituel du cathétérisme évacuateur, d'obtenir des renseignements analogues à l'aide de la sonde qu'ils emploient, à la condition que cette sonde ne soit pas en caoutchouc vulcanisé, mais en gomme. »

M. Guyon revient ensuite, pour en décrire toutes les variétés, sur les divers signes, choc ou frottement, que peuvent doner chacun de ces deux instruments, explorateur à bout olivaire et sonde en gomme.

Tout d'abord, dit-il, avec l'explorateur vous pourrez, dès que l'instrument aura franchi la région profonde du canal pour entrer dans la vessie, éprouver une sensation de choc plus ou moins nette. Cette sensation est telle ordinairement qu'elle ne permet pas de conserver aucun doute. Elle peut cependant offrir des variétés. Tantôt la résistance est complète, absolue ; vous sentez que l'extrémité de l'explorateur arrive non seulement sur un corps dur mais sur un corps immobile qui reste en place, alors même que vous communiquez à l'instrument une impulsion assez forte. D'autres fois, au contraire, un choc léger suffit pour déplacer le corps étranger qui fuit sous la pression de l'instrument. Non seulement, vous avez alors *la notion positive de l'existence d'une pierre, mais vous saurez de plus si elle est grosse ou petite.* Dans le premier cas, lorsqu'elle est immobile, il y a de grandes chances pourqu'elle soit volumineuse, qu'elle mesure par exemple de 3 à 5 cm.

Dans le second, lorsque l'obstacle se déplace sous une faible impulsion, il est probable que la pierre est petite. Il pourra même, exceptionnellement il est vrai, vous arriver à l'aide des instruments en gomme, de savoir si le calcul est unique ou s'il en existe plusieurs. Dans ce dernier cas, vous pourriez percevoir la sensation de chocs multiples en frappant avec l'extrémité de l'explorateur le premier obstacle qui se présente.

Si vous voulez toutefois retirer de ce mode d'exploration tout ce qu'il peut donner de renseignements, vous n'oublierez pas de demander au malade depuis combien de temps il a uriné, afin de savoir à peu près la quantité d'urine qu'il reste dans la vessie au moment où vous l'explorez. Cette précaution est indispensable afin d'éviter des appréciations inexactes. L'immobilité du corps étranger dûment constatée par la résistance bien ferme qu'il oppose à l'instrument offre, en effet, un sens tout à fait différent suivant qu'elle est due simplement au poids du calcul et par suite à son volume, ou bien à son application forcée contre le col par la contraction des parois dans l'état de vacuité de la vessie. En vous servant de cet explorateur simple, vous pourrez encore obtenir cette sensation de frottement qui n'est pas moins caractéristique. Elle est due au glissement de l'instrument sur la surface plus ou moins rugueuse du calcul. C'est un.

frottement rude assez comparable comme sensation perçue par la main à ce bruit de cuir neuf que l'oreille entend dans certaines pleurésies. Il est parfois simple, parfois multiple- suivant le nombre des calculs et plus ou moins étendu suivant leurs dimensions. Les mêmes sensations peuvent être recueillies lorsqu'on se sert d'une sonde en gomme au lieu d'un explorateur. Quelquefois, c'est tout à fait par hasard qu'elles se produisent ; par exemple, 'orsque le cathétérisme évacuateur est institué depuis longtemps. Alors, l'attention n'est pas en éveil et la personne (c'est ordinairement le malade lui-même ou quelqu'un de son entourage), ignorant la valeur de ces sensations ne sachant même pas s'en rendre compte néglige facilement d'en parler jusqu'à ce qu'elles deviennent très accusées.

Mais bien plus souvent on est amené à faire de propos délibéré une exploration méthodique avec la sonde. Il s'agit encore d'un malade soumis depuis longtemps au cathétérisme évacuateur. A un moment donné, il vient à éprouver beaucoup plus fréquemment le besoin de vider sa vessie et, de plus, il souffre en retirant la sonde. Avec de tels symptômes vous devez soupçonner 'a formation d'un calcul. Mais avant de pratiquer l'exploration avec un appareil spécial, il est plus simple de recourir à la sonde même que le malade emploie, pourvu qu'elle soit en gomme.

Vous pourrez quelquefois sentir le frottement ou le choc au moment où l'instrument pénètre dans la vessie, mais presque toujours ce sera exclusivement pendant que vous le retirez. Pour procéder à ce mode d'exploration vous aurez soin, d'ailleurs, de faire lever le malade et de pratiquer le cathétérisme dans la position verticale ; vous prendrez la précaution de vider complètement la vessie avant de retirer la sonde. Dans ces conditions, en même temps que vous pe cevrez la sensation du frottement, le malade accusera une douleur plus ou moins vive ; la nouvelle situation du calcul et la pression qui le fixe contre le col s'ajoutant pour causer la douleur et rendre plus net le frottement révélateur.

Mais, d'après Guyon, quel que soit le résultat positif ou négatif que fournissent les instruments en gomme, ils ne peuvent jamais suppléer complètement *aux instruments métalliques*. Ces derniers sont indispensables pour compléter le diagnostic précédemment ébauché. Ce sont eux seuls qui permettent de reconnaître non seulement la présence de la pierre, mais sa forme, ces dimensions, sa consistance, sa situation exacte ; ce sont eux surtout qui peuvent enseigner sur l'état de la vessie, sur les colonnes qu'elle peut présenter, sur la profondeur de son bas-fond, sur la sensibilité de sa muqueuse, autant de points sur lesquels il est absolument nécessaire d'être bien fixé.

Cette exploration métallique a pour agents principaux : 1° la sonde exploratrice, encore appelée explorateur métallique de Guyon qui donne les renseignements les plus circonstanciés sur l'existence, les dimensions, la situation et même la consistance des calculs.

2° Le lithotriteur, qui permet de déterminer avec plus d'exactitude les dimensions et le nombre des calculs et de reconnaître certaines pierres molles ou des fragments de très petite dimension capables d'échapper à la sonde.

3° L'aspirateur, enfin, qui peut révéler la présence dans la vessie de fragments assez petits pour se soustraire aux autres moyens d'investigation.

Nous ne voulons pas insister ici sur les détails minutieux que conseille Guyon, pour procéder à cette exploration vésicale. Nous ne décrirons pas non plus les petits signes pourtant si importants et si intéressants que Guyon sait retirer de l'examen d'une vessie calculeuse. Ce sont-là choses qui ne peuvent être résumées et qu'il faut lire dans le texte (Guyon. Diagnostic des calculs vésicaux. *Annales des maladies des organes génito-urinaires*, 1884, page 415.

Mais, nous devons dire ici que l'explorateur métallique peut exposer à quelques erreurs, quand il s'agit de petits calculs ; ceux-ci flottent dans le liquide, ils sont trop légers pour donner un choc sérieux et M. Guyon a donné le conseil de renoncer à l'explorateur pour ces très petites pierres ; il recourt d'emblé au lithotriteur à mors plats qu'on ouvre et qu'on ferme dans la vessie, et qui après deux ou trois tentatives et souvent du premier coup, saisit le corps étranger.

Nous devons encore, pour compléter ce diagnostic clinique recommander l'emploi du toucher rectal chez l'homme et du toucher vaginal chez la femme, qui pourront donner des renseignements précieux alors qu'il sera impossible de faire une exploration vésicale par voie uréthrale en raison de la présence d'une grosse prostate, d'un rétrécissement ou d'une pierre vésico-prostatique rendant l'examen de la vessie de l'homme particulièrement difficile.

On a dans la *cystoscopie* le meilleur mode d'exploration pour les calculs vésicaux. Il est toujours possible d'arriver à calmer la vessie, assez pour pratiquer un examen simple. Il n'y a guères cause d'erreur Il suffit de signaler la méprise grossière avec un caillou d'un débris de pus, de l'incrustation calcaire de la paroi enflammée ou d'une tumeur vésicale, d'un lobe prostatique arrondi et à l'aspect blanchâtre. Avec la cystoscopie, on peut affirmer la présence ou l'absence de calculs, ce que l'on ne peut pas faire d'une façon absolue avec l'explorateur ; on peut reconnaître le nombre, l'aspect des calculs, leur situation, l'existence d'un corps étranger.

La *radiographie* permet de reconnaître une grosse pierre vésicale, un calcul géant ; mais pour les petits calculs c'est un procédé assez peu utile et inférieur aux procédés cliniques. Il n'est vraiment utile que chez l'enfant.

Voici donc établi le diagnostic clinique. Cherchons maintenant à établir le *diagnostic différentiel*.

Pour les gros calculs latents, l'erreur consiste à les laisser passer inaperçus, témoin les observations suivantes :

OBSERVATION XXVIII

Roth, de Berlin a rapporté une sére de notes sur quelques calculs vésicaux offrant dans leur histoire une particularité anormale ; presque toujou s le diagnostic ne fut pas posé ou le fut trop tard parce que *les symptômes classiques manquaient et qu'on cvait éliminé d'emblé la possibilité d'une lithiase.*

Calcul vésical uratique de 220 grammes enlevé par taille sus-pubienne après échec de la lithotritie. Malgré le gros volume de la pierre, le malade n'accusait de troubles fonctionnels et de douleurs que depuis quelques jours.

OBSERVATION XXIX

Roth (*Loco citato*).

Calcul vésical qu'il fut impossible de briser avec le lithotriteur ; on l'extirpa par cystostomie. Mort pendant l'opération. Le calcul, de la grosseur d'une noix, est formé en son centre d'un noyau uratique et à la périphéric d'une coque d'oxalate épaisse de 3/4 cm., elle était probablement cause de l'échec de a lithotritie. Si le diagnostic de calcul vésical avait été porté plus tôt, la coque oxalatée n'eut pas existé et le broiement de la pierre eût été facile.

OBSERVATION XXX

Cathelin, *in thèse Dacheur*, Paris, 1909

Homme 45 ans, vient consulter à l'hôpital d'Uro
logie, pour une pierre vésicale de volume énorme,
méconnue jusque-là.

Lithotritie le 9 octobre 1908. Calcul urique énorme
de 7 cm. Guérison.

Pous les calculs vésicaux ordinaires et pour les petits
calculs, le diagnostic se présente dans deux conditions
différentes, suivant qu'il y a ou qu'il n'y a pas de
cystite.

1° Il y a cystite. Dès lors, les phénomènes symptô-
matiques de la pierre peuvent être à ce point masqués
que l'on croît à une cystite simple spécifique ou non.
C'est surtout chez l'enfant que cette difficulté clini·
que se présente. *Chez l'enfant* qui présente de la fréquence des mictions, de la douleur et des urines trou
bles, on croît volontiers à une *cystite tuberculeuse,* et
réciproquement on peut croire à l'existence d'un calcul alors qu'il s'agit d'une tuberculose de la vessie
(Legueu). A cet âge, les deux affections ont une symp-
tomalogie presque identique et dans laquelle l'élé-
ment douleur domine. Les hématuries sont rares, et
toujours moins abondantes que chez l'adulte — *Chez
le vieillard,* l'erreur le plus souvent commise consiste

à attribuer les douleurs et les petites hématuries à la
cystite de prostatique dont ces maldaes sont affligés.
Il est arrivé souvent de surprendre en traitement de
cystite des malades chez lesquels une pierre méconnue
entretenait avec une ténacité persistante l'irritabilité
de la vessie.

2° Il n'y a pas de cystie .— En l'absence de cystite,
les difficultés du diagnostic sont bien simplifiées. Si les
signes de calcul existent au complet, si ces symptômes
sont nettement provoqués et réveillés par le mouvement, le diagnostic de petit ou moyen calcul se fait
aisément. Les difficultés ne viennent que lorsque les
symptômes fonctionnels font défaut ou sont atténués,
et les signes physiques méconnus. On peut alors mé-
connaître l'existence d'un gros calcul ou bien si les signes physiques ont été perçus, les mal interpréter et
faire de graves erreurs de diagnostic. En voici des
exemples :

OBSERVATION XXXI

Neugebauer, cité par Minon, fit chez une femme
enceinte le diagnostic de tumeur de la branche des-
cendante du pubis et pratiqua l'opération cœsarienne.
Ce n'est que six mois plus tard que l'on découvrit la
réalité. Il se déclara une cystite et on découvrit que sa
cause était la présence d'un calcul qui fut extrait.

OBSERVATION XXXII

Sainclair, encore cité par Minon, prit pour une exostose du bassin un calcul vésical qui, trois mois après, sortit spontanément au-travers d'une fistule vésico vaginale.

OBSERVATION XXXIII

Dubois (thèse d'agrégation 1834), prit un calcul de la vessie pour une tumeur de la symphyse pubienne.

OBSERVATION XXXIV

Polaillon (*Gazette des Hôpitaux*, 1883, page 132, assista à l'expulsion d'une pierre pesant 145 gr., de 7 cm. de long, à travers la paroi antérieure du vagin. Un médecin avait fait le diagnostic de carcinome, attendait la fin prochaine de la malade.

OBSERVATION XXXV

Trelfall, chez une femme de 34 ans, trouve une tumeur dure s'étendant jusqu'à l'échancrure sacrosciatique droite. Il porte le diagnostic de tumeur de l'ovaire. A l'autopsie de cette malade, morte dans la suite, fut recueilli un calcul vésical pesant 186 gr.

On évitera, enfin, l'erreur de prendre pour des calculeux ces malades que Guyon a si justement dénom-
més les « névropathes urinaires ». Un seul symptôme,
la douleur, caractérise la névralgie vésicale que présentent ces malades. Tantôt la douleur est fixe et con-
tinue, tantôt elle se montre par crises. Ces crises sont
réveillées par les mictions. C'est pendant les mictions,
surtout à la fin, que se produisent des douleurs vives
qui s'irradient au gland chez l'homme, à la vulve, aux
petites lèvres, autour du méat urinaire chez la
femme, ou encore au clitoris, au coccyx, au sacrum,
à l'anus. Souvent, cette douleur disparaît complètement dans l'intervalle des accès et le malade jouit d'un
calme parfait jusqu'à ce qu'une nouvelle miction
vienne réveiller une crise.

Ces troubles, il faut l'avouer, peuvent assez bien
en imposer pour ceux d'une lithiase vésicale. Le diagnostic ne saurait toutefois rester longtemps en sus-
pens : une exploration méthodique de la vessie enlè-
vera tous les doutes et fera éviter l'erreur qui consiste-
terait à faire le diagnostic de calcul qui n'existe pas.

Nous ne voulons pas dans cette étude exposer le traitement chirurgical général des calculs de la vessie.
Tous les traités classiques contiennent sur ce sujet tous
les détails possibles et nous ne saurions que les leur
emprunter.

Dans les brèves considérations thérapeutiques que
nous allons faire, nous n'envisagerons que l'état des

calculs, car nous voulons n'exposer ici que la valeur comparative des opérations pour calculs en appliquant à chaque variété de pierre le mode opératoire qui lui convient.

Pour les gros calculs, les calculs géants, dont le volume dépassse 5 cm. la lithotritie sera souvent impraticable. Mais il faut encore considérer la dureté de la pierre et la sensibilité de la vessie qui pourront, même pour des calculs plus petits, obliger le chirurgien à recourir à la taille. La résistance de ces calculs est quelquefois insurmontable. En règle générale, dit Legueu, si le calcul, quel qu'en soit le volume, résiste au coup de marteau, il est inutile de vouloir forcer ; on risquerait de briser le litrotriteur. Il faut renoncer au broiement et recourir à la taille.

Donc, le plus souvent, pour les calculs géants le chirurgien devra recourir à la taille vésicale qui lui donnera les avantages suivants :

1° Il aura la certitude avec ce procédé de débarrasser complètement la vessie et de n'y pas laisser de fragments ou de débris calculeux, cause de récidive et de persistance des douleurs.

2° La taille vésicale lui permettra encore d'effectuer en un seul temps deux opérations nécessaires, comme par exemple l'extraction du calcul et l'extirpation d'une prostate chez les malades qui combinent la lithiase vésicale et l'hypertrophie prostatique. Témoin l'observation suivante

OBSERVATION XXXVI

M. le professeur E. Cestan, *Toulouse Médical* 1908, numéro 13, page 145.

La prostate et le calcul vésical que je vous présente ont été enlevés simultanément par voie sus-pubienne, chez un homme de 62 ans.

Celui-ci, de constitution très robuste, fréquemment atteint de coliques néphrétiques, vit, vers l'âge de 5o ans, sa santé s'altérer, des hématuries, des douleurs vésicales apparaître, qui furent attribués par quelques médecins à une hypertrophie prostatique, par d'autres à la présence probable d'un calcul vésical. Depuis deux ans, urines troubles, décelant une infection secondaire à plusieurs cathétérismes nécessités par des crises de rétention.

A l'examen local on trouve facilement une énorme prostate que le toucher rectal montre saillant dans le rectum, que le cathétérisme avec l'explorateur métallique montre saillant plus encore dans la vessie. Ce même explorateur révèle la présence d'un calcul dur mesurant approximativement 4 cm. Vessie infectée, enflammée, de capacité médiocre, 8o gr. environ.

Toutes ces conditions indiquaient une taille hypogastrique, et le malade désirant être débarrassé à la *fois de son calcul et de sa prostate*, l'opération fut pratiquée le 25 mars 1908. Guérison et suites opératoires parfaites.

CONCLUSIONS

I. — Les symptômes des calculs vésicaux sont des
plus variables : il y a des calculs à symptômes
aigüs et des calculs à symptomatologie très fruste
et même nulle.

II. — Ce ne sont pas comme on pourrait le croire les
calculs les plus gros qui ont les symptômes les
plus marqués, mais au contraire ce sont les petits calculs qui sont les plus douloureux (calculs
en grelot dans la vessie).

III. — La tolérance de la vessie pour les calculs est
fonction de la mobilité de ces calculs. On peut
donc conclure que cette tolérance est en raison
inverse de la grosseur de la pierre.

IV. — Les gros calculs vésicaux forment un bloc sur
lequel se moulent exactement les parois vésicales. La masse calculeuse se trouve donc ainsi
fixée en position et ne vient pas heurter et irriter
les parois de l'organe comme le fait un petit calcul.

V. — La latence des calculs lorsqu'elle n'est pas dûe à une cause anatomique excluant la pierre de la grande cavité vésicale, ou à une cause pathologique annihilant les qualités sensitives et motrices de la paroi, doit donc être rapportée à la fixité de ces calculs due à l'adaptation exacte des parois vésicales moulées sur leur masse.

VI. — Le diagnostic des calculs géants de la vessie est parfois difficile à établir de par le seul interrogatoire du malade quand ce ne sont que des signes mécaniques (incontinence, rétention) ou infectieux (cystite) qui se révèlent cliniquement. Seule l'exploration directe ou la radiographie permettent d'affirmer le diagnostic.

Le diagnostic des petits calculs est beaucoup plus aisé à cause de la netteté des signes rationnels qui les traduisent.

BIBLIOGRAPHIE

ALBARRAN. — Médecine opératoire des voies urinaires. Masson, Paris 1909.

ARROIS DE JUBAINVILLE. — Etude des signes et du
diagnostic des calculs vésicaux de l'enfant.
Thèse. Paris 1898.

BAZY. — Des calculs enchâtonnés de la vessie. Annales des Maladies des Organes génito-urinaires 1892.

BIGELOW. — Recherches sur les calculs de la vessie.
Thèse, Paris 1852.

BOUSSAVIT. — La cystite des calculeux. Thèse,
Paris 1882.

BRINDEAU. - - Un cas de dystocie par calcul vésical.
Société d'obstétrique de Paris, 21 novembre 1907.

CHALEIX. — Des Névralgies vésicales. Thèse, Paris
1888.

CHAPPLAIN. — Des Perforations vésicales par calculs.
Thèse Montpellier 1890.

CIVIALE. — Traité des affections calculeuses, 1838.

CIVIALE. — Traité de la lithotritie, 1847.

DACHEUX. — La Lithotritie des calculs géants. Thèse
de Paris 1909.

DAGAVARIAN. — Etude sur l'Etiologie et la Pathogénie des calculs urinaires. Thèse Paris 1893.

DELBET (Paul). — Annales des maladies des organes gen. ur. 1899.

DESNOS. — La lithotritie. Thèse Paris 1882.

·DIOTZ. — Thèse de Paris 1890.

DOLBEAU. — Traité de la pierre dans la vessie. Paris 1854.

DOLBEAU. — Traité de la pierre vésicale, 1864.

DUFOUR. — Calculs enchâtonnées. Thèse Paris 1892.

DURIEUX (d'Alger). — Calculs latents de la vessie, 8° congrès, association française d'urologie 1905, page 559 du compte-rendu.

DURRIEUX. — Les diverticules de la vessie. Thèse de Paris 1901.

GENOUVILLE. — De la contractilité du muscle vésical. Thèse de Paris 1894.

GOURIET. — Diagnostic des calculs vésicaux. Thèse de Paris 1855.

GUYON. — Leçons cliniques sur les maladies des voies urinaires. Paris 1888, t. III.

GUYON. — Diagnostic des calculs vésicaux. Annales des Maladies des org. gen. ur. 1884. page 394.

GUYON. — Remarques sur les indications de la taille dans les calculs vésicaux. Annales des maladies des org. gen. ur. 1901.

GUYON. — Les Hématuries vésicales. Annales des maladies des org. gen. ur. 1897, page 113.

Guyon. — Les névropathies urinaires. Annales des maladies des org. gen. ur. 1893, page 641.

Hartman. — Des Névralgies vésicales, Paris 1889.

Hybord. — Thèse de Paris 1872.

Jamin. — Etiologie des calculs vésicaux. Thèse de Paris 1878.

Laugié. — Calculs vésicaux. Thèse Paris 1874.

Legueu. — Annales des maladies des organes gen. ur. 1894, page 599.

Legueu. — Maladies de la vessie. In Traité de Le Dentu-Delbet, 1911.

Lemaire. — Calculs enchâtonnés. Thèse Paris, 1877.

Le Maux. — Calculs vésicaux à symptomatologie fruste. Thèse Bordeaux, 22 décembre 1911.

Mercier. — Essai sur la gravelle de la pierre. Thèse Paris 1888.

Minon. — Dystocie par calculs vésicaux.

Pateau. — Calculs diverticulaires de la vessie. Annales des maladies des organes gen. ur. 1900.

Pasteau et Durrieux. — Compte-Rendu Association française d'urologie, 1905, page 580.

Pousson. — Précis des maladies des voies urinaires.

Récamier. — Thèse de Paris 1889.

Robelin. — Etude sur les vessies à cellules. Thèse de Paris 1886.

Roth. — Quelques calculs extraordinaires. Berliner Klinische Wochenschrift, 9 janvier 1911, n° 2, page 62.

Seydel. — Diverticules de la vessie. Thèse d'Erlangen 1896.

Souligoux. — Bulletin de la société de chirurgie 1898, page 1101.

Suarez de Mendoza. — Calculs enchâtonnés. Annales des maladies des organes gén. ur., juillet 1897, page 700.

Tuffier. — Bulletin de la société de chirurgie 1900, page 567.

Tuffier. — Traité de chirurgie de Duplay et Reclus, t. VII.

Vio-Bonato. — Traitement des calculs vésicaux. Thèse de Paris, 1861.

Voillemier et Le Dentu. — Traité des maladies des voies urinaires. Paris 1881.